Te 23
318

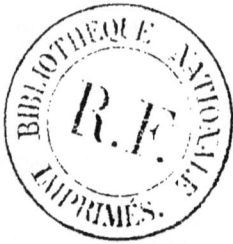

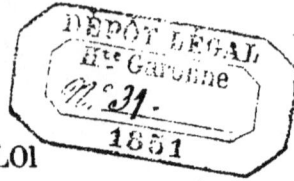

DE L'EMPLOI

DES

EAUX THERMALES SULFUREUSES

Comme élément essentiel du traitement de la syphilis constitutionnelle,

PAR A. DASSIER,

Chevalier de la Légion-d'Honneur, Médecin de l'Hôtel-Dieu, professeur de
thérapeutique à l'École de Médecine de Toulouse.

I.

La puissance thérapeutique des eaux minérales et des eaux
sulfureuses chaudes en particulier ne saurait être mise en doute
par personne ; leur action sur l'économie est trop évidente pour
être niée ; mais malheureusement cette action n'est pas encore
bien appréciée et la science n'est point faite sur ce point. D'où
il résulte deux choses également fâcheuses : que la médecine
ne retire pas de ces héroïques agents médicamenteux tout le
bénéfice qu'elle serait en droit d'en attendre, s'ils étaient mieux
connus et mieux appliqués, et qu'un grand nombre d'individus,
en usant mal ou à contre-temps, en éprouvent des dommages
irréparables.

Et ici je ne parle point de ces gens du monde qui courent les
eaux par désœuvrement et qui par désœuvrement aussi s'em-
poisonnent d'eau plus ou moins nauséabonde ; j'ai peu de souci
des riches blasés et des fous, mais je parle de ces malades
sérieux qui, sur la foi d'un conseil trop légèrement donné
quelquefois, ou d'une réputation que la voix publique tend
toujours à exagérer, jouent le reste de leur santé et de leur
vie en s'obstinant à user d'un remède que la nature de leur
mal contre-indiquait formellement.

Les détracteurs de la médecine se sont souvent égayés sur
l'ignorance des médecins à l'endroit des eaux minérales, et ce
n'est pas, il faut l'avouer, sans une espèce de raison ; mais pour
être juste, il faudrait rechercher plus haut la cause de cette

incapacité, et ne pas en faire retomber toute la faute sur des hommes qui, malgré leur bonne volonté, n'ont pas pu mieux s'instruire sur cette matière. Cette incertitude dans les conseils, cette timidité dans les indications, ces erreurs en ce qui touche les eaux minérales, que l'on reproche aux médecins, indiquent, en effet, un vice d'éducation scientifique qu'il faut corriger, et s'expliquent quand on sait : que l'enseignement donné dans les écoles de Médecine sur cette branche de la thérapeutique est à peu près nul ; que les livres qui en traitent sont incomplets et ressemblent, à quelques exceptions près, plutôt à des romans qu'à des livres de science ; enfin que le plus grand nombre de médecins sont placés dans le monde de manière à ne pas pouvoir compléter leurs connaissances, dans cette partie de la médecine, par la pratique et l'expérience.

Il serait bien à désirer qu'on trouvât le moyen de remédier à un état de choses dont l'imperfection est si-évidente, en décidant que des *cliniques* seraient fondées dans les grands établissements d'eaux minérales. M. le Ministre du commerce n'a pas été mu, certainement, par une autre pensée ; il a voulu que les eaux fussent étudiées pratiquement, qu'on me passe le mot, dans la condition où elles se trouvent naturellement, afin que les théories étant vérifiées par les faits, l'on sût enfin à quoi s'en tenir sur les propriétés réelles de ces puissants remèdes que la nature a répartis si libéralement sur le sol de la France.

Tant de difficultés peuvent empêcher l'œuvre de M. Dumas de porter les fruits qu'elle semble promettre; dans les prévisions les plus favorables, ces fruits doivent être si retardés, qu'il ne faut pas s'arrêter dans la voie du progrès et tout attendre de la nouvelle institution, mais qu'on doit au contraire ne laisser échapper aucune occasion, ne négliger aucun moyen de vulgariser l'hydrologie médicale.

Si MM. les médecins inspecteurs placés à la tête des établissements hydrothérapiques voulaient bien prendre au sérieux la mission qui leur est confiée? non seulement ils étudieraient leurs eaux chaque jour et à tous les moments au point de vue physique et chimique, afin d'être biens fixés sur leur véritable constitution, mais encore ils publieraient tous les ans les faits pratiques les plus intéressants qu'ils auraient recueillis, les plus capables surtout d'éclairer sur la nature, les propriétés, les indications et les contre indications des eaux dont l'inspection leur est confiée, les médecins éloignés des sources minérales.

Un annuaire qui contiendrait les travaux résumés de MM. les médecins inspecteurs, serait, je crois, un livre utile et qui serait bien accueilli des praticiens. Ce que je demande est fait en partie je le sais, quelques médecins hydrologues nous instruisent de temps en temps du succès de leur pratique; mais ce n'est pas assez de ces notices où l'on ne mentionne en général que les réussites et où trop souvent se décèle un intérêt de localité passant avant l'intérêt de la science et de la vérité; c'est un travail d'ensemble, un travail contrôlé par des hommes spéciaux et responsables, que je voudrais voir sortir tous les ans des presses officielles du gouvernement.

Que de fausses notions, ayant cours, même chez les médecins, seraient alors rectifiées! que d'erreurs et des préjugés seraient détruits qui nuisent aujourd'hui au développement de la science! Que de malades laissés sans remède, qui retrouveraient la santé dans ces sources salutaires mieux connues! *Arcana Dei miraculis plena!* disaient les anciens en parlant des thermes que nous possédons encore, et dont nous pourrions, nous aussi, faire sortir des merveilles, si nous savions pénétrer le mystère de leur composition et de leur action sur nos organes.

Je suis pour ma part tellement convaincu de la grande puissance des eaux minérales par les faits que j'ai recueillis ou dont j'ai connaissance, que je n'hésiterais pas à soutenir qu'aucun remède composé par une main humaine ne peut leur être comparé. A l'appui de cette opinion et comme pour la confirmer, je rapporterai ici quelques observations dans lesquelles il sera facile de voir que les malades qui en font le sujet seraient morts de leur mal, ou tout au moins en auraient été tourmentés toute leur vie, si je n'avais pu disposer pour les guérir que des ressources ordinaires de la pharmacie.

A dessein je choisis des cas où le vice syphilitique joue le principal rôle, parce que à l'exemple du grand Bordeu, la plupart des médecins qui ont écrit sur les eaux ont mis en doute ou nié leur influence sur la syphilis, et que c'est une erreur qu'il faut faire cesser.

Je fais cependant cette réserve : qu'en proclamant l'heureux emploi qu'on peut faire des eaux thermales d'Ax, de Baréges et de Luchon, pour le traitement de maladies vénériennes rebelles à toute autre médication, je n'entends pas leur attribuer une vertu spécifique, une vertu pareille à celle du mercure et de l'iodure de potassium; cette conclusion serait au moins prématurée, mais je leur reconnais une action que je chercherai à qualifier plus tard, et qui s'exerçant sur l'économie infectée de syphilis contribue admirablement à la débarrasser de cette maladie honteuse.

II.

PREMIÈRE OBSERVATION.

Syphilides tuberculeuses survenues 40 ans après des chancres benins, inutilement traitées par les moyens ordinaires, guéries sous l'influence combinée de l'iodure de potassium et des eaux sulfureuses d'Ax.

Une ancienne courtisane, âgée de 60 ans, d'un tempérament lymphatique et d'un remarquable embonpoint, s'était retirée du monde depuis quelques années et vivait paisiblement dans un état de santé parfaite, lorsque vers l'automne de 1842, et après quelques jours de fièvre, qu'elle attribuait à une courbature, elle vit sa peau se recouvrir, particulièrement sur la poitrine, le ventre, les avant-bras et les cuisses, de nombreuses petites taches rouges. La fièvre et les symptômes généraux qui l'accompagnaient ne tardèrent pas à disparaitre après quelques jours de repos au lit et de régime; mais il n'en fut pas ainsi des taches, qui s'élevèrent peu à peu dans leur centre, s'élargirent, et formèrent bientôt de véritables pustules, dont la couleur rouge-cuivré tranchait singulièrement sur la blancheur du derme environnant. A cette éruption primitive ne tardèrent pas à venir se joindre et à se superposer en quelque sorte, d'autres pustules; la face qui jusque là avait été respectée fut attaquée à la commissure des lèvres et aux ailes du nez, et le front enfin se recouvrit de cette honteuse couronne que les médecins artistes de la Renaissance ont placée sur la tête de Vénus impudique.

Je fus appelé dans le mois de janvier 1843, et à l'aspect de ces tubercules bronzés qui dégradaient la face, de ces croûtes d'un gris noirâtre qui salissaient le front, je reconnus de suite la syphilis; je déclinai le nom de la maladie à Mme X...., qui se rappela alors que pendant les folies de sa jeunesse elle avait été traitée à Bordeaux pour des chancres benins, qui avaient facilement cédé au traitement employé. Depuis quarante ans, elle n'avait éprouvé aucune maladie; la période de la ménopose s'était écoulée sans trouble et n'avait marqué pour elle que par l'accroissement de son embonpoint.

La malade qui avait perdu deux ou trois mois à des remèdes insignifiants, se soumit sans hésiter au traitement que je lui prescrivis. Elle prit, pendant un mois et avec toutes les précautions usitées, la liqueur de Van-Swieten modifiée (deutochlorure de mercure et eau distillée), unie au sirop de salsepareille, la tisane de salsepareille, des bains émollients, etc. Aucune amélioration ne se manifesta du côté des syphilides, bien plus, l'état général avait baissé; la peau était devenue jaunâtre, la bouche pâteuse, les digestions pénibles, les selles diarrhéiques; le mercure fut suspendu et des purgatifs administrés. Quinze jours se passèrent à rétablir l'équilibre dans les fonctions digestives.

La malade sentant son estomac se soulever, à l'idée de recommencer un traitement par la solution de sublimé, je prescrivis le proto-iodure de mercure en pilules à la dose de 5 centigrammes par jour, accompagné de tisane de douce-amère et de sirop de cuisinier; elle prit 2 grammes de ce sel sans en être fatiguée, mais sans aucune amélioration dans sa maladie.

La tisane de Feltz et de Vigaroux, l'iodure de potassium dans le sirop de saponaire, furent mis successivement en usage, de même que les fumigations cinabrées et une foule de liniments plus ou moins excitants et des bains au sulfure de potassium. Aucune amélioration ne se manifesta; au contraire, les forces s'affaiblissaient, les membres inférieurs étaient engorgés, les sueurs nocturnes tourmentaient la malade, les tubercules de la peau semblaient devenir plus indolents, les croûtes de quelques-uns s'entr'ouvaient et laissaient voir des ulcères grisâtres et taillés à pic; la cachexie syphilitique se dessinait tout-à-fait et la vie de la malade était réellement menacée.

Ce fut dans ces conditions critiques que je conseillai à la patiente l'usage des eaux d'Ax combiné avec un nouveau traitement par l'iodure de potassium.

Sous l'habile direction de M. le docteur Astrié, auquel je l'avais adressée, Mme X.... commença le double traitement que je lui avais prescrit ; dès le lendemain de son arrivée, elle but deux verrées d'eau minérale, prit 25 centigrammes d'iodure de potassium dans une tasse de sirop et de saponaire, et se plongea pendant demi-heure dans un bain sulfureux à 28° R. Ces moyens furent continués les jours suivants ; mais l'excitation devint si grande du côté de la peau après le sixième bain, que la fièvre s'alluma et que la malade fut obligée de garder le lit ; cependant les pustules étaient devenues tendues et douloureuses à la moindre pression, des sueurs abondantes et franches se déclarèrent et les jambes commencèrent à se désenfler ; le médecin se contenta de modérer ce premier mouvement critique qui pouvait devenir si salutaire : des bouillons légers, des boissons tempérantes, quelques fomentations émollientes sur les parties les plus douloureuses du derme, tels furent les moyens employés pour ramener un peu de calme ; le traitement actif put être bientôt repris, l'iodure de potassium fut graduellement porté jusqu'à 2 grammes par jour ; après le quinzième bain, l'amélioration de la santé générale était sensible, les tubercules les plus gros commençaient à se plisser sur eux-mêmes, à se desquamer ; un mois de traitement ne s'était pas écoulé que la moitié des pustules s'étaient complètement affaissées ; les croûtes du front étaient tombées pour ne plus se renouveler ; les ulcères qu'elles laissaient à nu se dégorgeaient et tendaient à une cicatrisation solide. Au cinquantième bain, il n'y avait plus à la peau que des macules cuivrées ; l'appetit se faisait vivement sentir, les forces revenaient rapidement, la peau reprenait sa couleur naturelle. Après avoir été à deux doigts de la mort, la malade était guérie.

Le traitement avait duré trois mois, et n'avait été traversé que par quelques accidents fébriles qui avaient nécessité alors, mais pour quelques jours seulement, l'interruption des remèdes actifs et l'usage d'un régime plus ou moins sévère, des boissons délayantes et de quelques bains émollients.

Pendant son séjour à Ax, Mme X.... avait pris environ 50 bains sulfureux, 60 grammes d'iodure de potassium, quelques bouteilles de sirop de saponaire et une centaine de litres d'eau sulfureuse.

Les tâches de la peau persistèrent longtemps, mais finirent par disparaître. En 1849, Mme X.... fut emportée par une attaque d'apoplexie foudroyante, sans avoir éprouvé le moindre dérangement qui eût quelque rapport avec la maladie qui fait le sujet de cette observation.

DEUXIÈME OBSERVATION.

Syphilis constitutionnelle longtemps ignorée; — Ulcères des fosses nasales; — Nécrose; — Douleurs ostéocopes, infructueusement traités par les moyens ordinaires, — guéris par l'iodure de potassium et l'usage des eaux de Luchon.

Mme ***, âgée de 46 ans, d'un tempérament nerveux, d'une constitution sèche, fut mariée à l'âge de 18 ans à un vieux soldat de l'empire dont la santé paraissait excellente, mais qui portait à la jambe gauche, et près de la malléole externe, un ulcère qu'il fallait conserver, disait-on, comme un exutoire nécessaire, mais qu'en réalité on n'avait jamais pu cicatriser.

Mme *** devint deux fois enceinte dans les premières années de son mariage, et ses enfants quoique bien conformés, venus à terme et sans difficulté, moururent en naissant.

Pendant ce temps, la maladie du mari s'aggrava; l'articulation tibio-tarsienne fut envahie, et après une longue suppuration et la nécrose de quelques-uns des os du pied, il mourut.

Depuis ses couches, Mme *** avait toujours été d'une santé chancelante; sa menstruation avait été irrégulière et difficile; elle avait eu à différentes reprises des pertes blanches acres et abondantes, et plusieurs éruptions d'apthes aux parties génitales; elle n'avait jamais usé contre ces affections que de lotions tantôt douces, tantôt astringentes.

Après la mort de son mari, cet état maladif loin de s'améliorer s'était encore compliqué d'accidents nouveaux; Mme *** tomba dans une grande maigreur; des migraines et des névralgies dentaires presque continuelles, des douleurs dans les jambes, les bras, le sternum et les clavicules, s'exaspérant par le séjour au lit et pendant la nuit, ne lui laissaient plus aucun repos. Sa maladie fut qualifiée de rhumatisme nerveux, et on l'envoya deux années de suite à Ussat et à Ax. L'usage de ces eaux ne produisit aucun résultat durable. La malade allait en dépérissant... Pendant l'hiver de 1845, Mme *** fut prise d'une corysa intense qui s'accompagna, au bout de quelques jours, d'un écoulement de matières verdâtres et fétides par la narrine gauche, en même temps le nez devint douloureux au toucher,

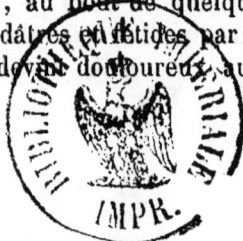

se gonfla et prit une teinte rouge-livide; bientôt il ne fut plus
permis de douter de l'existence d'un ulcère dans la fosse nasale,
et sa nature se manifesta par la rapidité de sa marche enva-
hissante et par les désordres qu'il produisit; trois mois après
son apparition, les os propres du nez et le vomer étaient tombés
à morceaux, et une fistule s'était faite à travers les os et les
parties molles du palais de la bouche.

Dès que la maladie syphilitique avait été reconnue, Mme ***,
dirigée par un médecin habile, avait été soumise à un traitement approprié. Les pilules de Dupuytren, les pilules au proto-
iodure de mercure, celles de Sédillot, les sirops de salsepareille,
le rob de Laffecteur, les gargarismes avec la solution étendue
de cyanure de mercure, les cautérisations avec le nitrate acide,
etc., etc., furent tour à tour employés durant six mois; la maladie
n'augmentait pas, mais ne guérissait pas. Je fus alors consulté.

La malade était d'une excessive maigreur et d'une grande
faiblesse; son teint était plombé; il y avait pendant la nuit
des insomnies, de la fièvre et des sueurs fétides alternant avec
des serrements de poitrine, des oppressions, des douleurs
dans les membres, etc. La langue était sale, il y avait de la
soif, de l'inappétence et des mauvaises digestions; le nez était
déformé, écrasé sur lui-même et d'un rouge-livide, le mucus
sanieux était encore assez abondant, la perforation du palais était
de la grandeur d'une pièce de 25 centimes; l'abattement moral
était à son comble.

Après avoir recueilli de la bouche de la malade les commémoratifs qui précèdent et avoir conféré avec son médecin ordinaire,
je proposai un nouveau traitement par l'iodure de potassium,
à dose croissante et l'emploi simultané des eaux sulfureuses de
Luchon; moyen seul capable, dans ma pensée, de guérir radi-
calement un mal que les traitements ordinaires n'avaient pu
qu'enrayer, et qui menaçait d'entraîner bientôt la malade dont
la constitution détériorée n'offrait guère plus de résistance. Mon
conseil fut accepté. Mme *** partit pour Luchon.

Nos espérances devaient être comblées. J'appris bientôt que les
bains Richard-Nouvelle à 28° R. étaient bien supportés pendant
une demi-heure; qu'après un vomitif par l'épécacuanha qui avait
été jugé nécessaire, les eaux de la même source, à la dose
des deux verres, le matin, étaient bien tolérées par l'estomac;
que l'appétit s'était réveillé, et que les selles, souvent diar-

rhéiques avant l'usage des eaux, s'étaient régularisées; enfin que l'odeur fétide des ulcérations du nez avait diminué sous l'influence des lotions sulfureuses, et que les douleurs dans les os avaient presque disparu après les premières doses d'iodure de potassium. Il n'y avait qu'à persévérer dans ce traitement.

Après le premier mois de séjour à Luchon, la malade était arrivée à prendre un bain à 28° R., et de 45 minutes tous les jours, trois verres d'eau le matin et quatre grammes d'iodure de potassium en deux doses dans une tasse de tisane de saponaire édulcorée. L'ulcère du voile du palais s'était détergé, des portions d'os nécrosé s'étaient exfoliées, le nez avait perdu de son volume et de sa couleur; il n'y avait plus de douleurs dans les os, plus d'oppressions précordiales, plus de fièvre ni de sueurs nocturnes; les forces revenaient.

Après le 60e bain, ou pour mieux dire le 60e jour de traitement, qui n'avait été contrarié par aucun accident sérieux, la fistule palatine était oblitérée par des bourgeons charnus de bonne nature; il n'y avait plus d'écoulement par le nez ni d'odeur; l'exercice et une nourriture succulente avaient achevé la cure de cette affreuse maladie.

Mme *** est revenue l'année d'après à Luchon, mais seulement par reconnaissance. Depuis cinq ans, la guérison ne s'est pas démentie.

TROISIÈME OBSERVATION.

Rhumatisme et autres accidents syphilitiques, ayant d'abord résisté aux eaux de Baréges, guéris plus tard par les mêmes eaux et l'iodure de potassium.

Etienne B ***, âgé de 45 ans, ouvrier couvreur, d'une constitution ruinée, entra à l'Hôtel-Dieu de Toulouse, le 12 juillet 1844, pour un rhumatisme chronique, durant depuis plusieurs années, qui avait successivement envahi toutes les articulations de son corps et rendu pour lui tout travail impossible. Le malade fut couché au numéro 12 de Saint-Sébastien; il présentait l'état suivant au moment de son entrée.

Le corps était très amaigri, la peau était sèche et d'un jaune paille; la colonne vertébrale était incurvée, la tête penchée en avant, le menton touchant jusqu'au sternum; tout mouvement en arrière était empêché par les deux sterno-mastoïdiens, qui étaient tendus comme une corde. Les membres étaient comme atrophiés; les articulations des coudes et des genoux étaient volumineuses ; les avant-bras étaient à demi fléchis sur les bras, et les poignets sur les avant-bras ; l'extension était impossible dans ces membres. Les muscles de la jambe droite étaient également rétractés ; aux deux apophyses mastoïdes, sur le sternum, sur le cubitus droit et aux deux tibia, existaient des tumeurs gommeuses d'un volume variable mais considérable. La région cervicale toute entière était occupée par une de ces tumeurs pâteuses. Les voies digestives étaient en mauvais état, la langue était rouge et sèche, il y avait de la fièvre.

Interrogé sur les antécédents de sa maladie, B*** nous raconta que sa jeunesse avait été fort orageuse et qu'il avait fait des excès de toute sorte; qu'il s'était particulièrement adonné aux femmes, dans le commerce desquelles il avait été souvent malheureux ; qu'étant au service il avait été soigné plusieurs fois pour des affections vénériennes de tout genre, mais dont il se croyait bien guéri.

Il nous dit que sa maladie actuelle datait déjà de plusieurs années, et qu'elle s'était successivement aggravée malgré les remèdes employés, entre lesquels il mettait en première ligne les bains de Baréges qu'il avait pris deux ans de suite, mais sans succès. Il attribuait l'origine de son mal à une averse qu'il avait reçue sur son dos pendant qu'il réparait une toiture. Le rhumatisme qui se déclara à la suite de cet accident avait fait de rapides progrès; les douleurs qu'il éprouvait dans les articulations étaient permanentes et s'exaspéraient le soir ; les muscles ne s'étaient rétractés que depuis six mois environ ; de cette époque aussi dataient la fièvre et le dépérissement qui le forçaient à garder le lit. Il n'y avait jamais eu dans sa famille ni rhumatisant ni goutteux.

De l'examen du malade et du récit qu'il venait de me faire, je crus pouvoir conclure que la maladie complexe dont il était atteint reconnaissait pour cause une syphilis mal guérie. C'est dans cette pensée que je réglai le traitement que j'allais lui faire subir.

L'état de fièvre et de consomption dans lequel se trouvait le malade me faisait une obligation de songer à calmer ses organes surexcités et à restaurer ses forces épuisées avant d'en venir aux médicaments actifs; pendant plus d'un mois il resta à l'usage des bouillons de viande légers, des crèmes de riz et de sagou, de

panades à l'intérieur et des embrocations huileuses et narco-
tiques, des fomentations, des cataplasmes émollients et des
bains tièdes, pour assouplir la peau et les muscles et calmer les
douleurs ostéocopes.

Cette médication tempérante et analeptique eut un bon résultat; les digestions devinrent réparatrices, et sous leur influence
les forces reprirent sensiblement; la fièvre avait cessé d'être
continue, pour ne se manifester que de loin en loin; les douleurs
étaient moins vives; il y avait un peu de sommeil. Nous étions
à la fin d'août.

L'iodure de potassium fut alors prescrit et donné à la dose de
25 centigrammes d'abord, dans une tasse de tisane de Gayac;
chaque deux jours le malade prenait un bain sulfureux artificiel
à 28° R., et y demeurait plongé une demi heure. On continuait
les embrocations avec le baume tranquille. Son régime alimen-
taire consistait en viandes rôties ou grillées, en pain bien cuit et
en 25 centilitres de vin de Villaudric.

L'iodure de potassium produisit, au bout de quelques jours,
chez le malade, l'effet remarquable que je lui avais vu produire
chez d'autres individus, à savoir : la cessation presque complète
des douleurs dans les cartilages et dans les os. La tension des
muscles fléchisseurs diminua aussi d'une manière sensible; B***
pouvait relever un peu la tête et sa jambe s'était de nouveau
allongée. L'amélioration de l'état général était manifeste; le
malade prenait les trois quarts de la ration et s'en trouvait bien.

Dès ce moment je l'aurais fait partir pour Baréges pour y
compléter une cure que je ne croyais pas pouvoir terminer par
les moyens dont je disposais à l'Hôtel-Dieu; B*** que des liens
de famille attiraient d'ailleurs vers ce lieu, désirait, lui
aussi, pouvoir aller se tremper dans ces eaux, dont je lui pro-
mettais qu'il sortirait guéri; mais la saison était déjà trop
avancée. Je dus faire une halte dans le traitement qui nous avait
déjà donné des résultats très satisfaisants; je redescendis pour
ainsi dire et par gradation l'échelle que j'avais montée; je di-
minuai successivement la dose d'iodure de potassium que j'avais
poussée jusqu'à 4 grammes par jour; je ne donnai plus qu'un
ou deux bains sulfureux par semaine; et enfin je cessai tout remède dans les premiers jours d'octobre. Je conseillai à mon
malade, en signant son cartel de sortie, de se vêtir de laine,

de se tenir chaudement par les temps froids et humides, et d'attendre le retour du printemps pour aller aux eaux.

Le mieux se soutint pendant l'hiver, et dès le commencement de mai B*** partit pour Baréges après avoir reçu mes dernières instructions. Il y reprit l'usage de l'iodure de potassium, mais à petite dose, 40 centigrammes au plus, dans la tisane de saponaire. Il but chaque matin quelques verres d'eau thermale, il se baigna deux ou trois fois par semaine dans des bains minéraux à 30° R. Ce traitement continué presque sans interruption, jusqu'au mois d'octobre, eut un plein succès; la contracture des muscles et les tumeurs gommeuses avaient tout-à-fait disparu; il n'y avait plus de douleurs; il ne restait plus qu'un peu d'empâtement et de gêne à la région cervicale. La principale crise s'était faite par les urines. B*** a repris son état de couvreur. Sa santé a été parfaite depuis.

QUATRIÈME OBSERVATION.

Eczéma chronique lié à un vice syphilitique, inutilement traité par les moyens ordinaires, guéri par l'usage simultané de l'iodure de potassium et des eaux de Luchon.

M le comte de C***, officier Hongrois, âgé de 50 ans, d'un tempérament robuste et fortement constitué, contracta, à l'âge de 20 ans, une première gonorrhée qui, à peine guérie, fut suivie d'une seconde, laquelle, malgré tous les remèdes employés, dura plus de deux ans. Presque à la même époque M. de C*** prit un chancre qui fut suivi de bubons abcédés. Il fut traité à Vienne par les médecins les plus expérimentés de cette Capitale, à l'aide de frictions mercurielles et de la liqueur de Van-Swieten; sa santé ne se ressentit guère de cette maladie et pendant quinze ans il continua son service militaire sans éprouver la plus légère indisposition. Seulement l'exercice du cheval avait développé chez lui une fluxion hémorrhoidale qui s'exaspérait à certaines époques de l'année; et alors une sorte de tache dartreuse rouge et humide se déclarait au périnée et jusque sur le plat des cuisses. La fluxion passée, quelques bains émollients suffisaient pour faire disparaître la dartre.

En 1840 et après des exercices considérables, M. de C*** vit sa santé, jusque là si florissante, décliner rapidement; il fut pris d'une toux sèche et convulsive, d'une grande difficulté de respirer ; ses digestions languirent et l'embonpoint disparut. — Le malade fut obligé d'interrompre sa vie active pour songer à se soigner. Les traitements divers qu'il avait successivement essayés , d'après les avis de médecins recommandables , étaient restés sans effet, lorsque au retour du printemps de 1841 , la dartre du périnée et du haut des cuisses reparut; elle s'étendit bientôt par disques squammeux sur le bas-ventre et le reste des cuisses. La matière séro-purulente qui s'en échappait était abondante ; dès ce moment la santé générale se rétablit et l'on conseilla à M. de C*** de ménager cet exutoire naturel.

Ce conseil fut suivi pendant quelques années, mais enfin la maladie s'étendant chaque jour davantage, M. de C*** fatigué d'un état qui le sequestrait du monde, résolut de s'en débarrasser, quel que pût être le danger de cette entreprise ; mais le mal qu'on avait craint de voir disparaître trop facilement, résista à tous les remèdes. M. de C*** essaya inutilement de tous les moyens rationnels ou empiriques qu'on lui indiqua ; il visita tous les établissements thermaux de l'Allemagne et de la Suisse, et la dartre persista...

M. de C*** vint alors consulter les médecins de Montpellier qui s'accordèrent à trouver dans cette dartre rebelle les signes d'une vieille syphilis. Cette opinion fut aussi celle de M. Viguerie, auquel j'avais adressé tout d'abord le malade qui m'avait été recommandé ; c'était aussi la mienne. Je fus chargé de régler un plan de traitement sur cette donnée : que la dartre était de nature vénérienne.

Inutile de décrire ici les caractères de cette dartre ; c'était un bel échantillon d'eczéma chronique s'étendant du haut des cuisses et du bas-ventre à la poitrine ; la matière ichoreuse sécrétée était peu abondante , mais les parties affectées étaient recouvertes d'une couche épaisse de squammes inégalement divisées par des rides et des crevasses, à travers lesquelles se voyait le derme d'un rouge sombre et excorié. A part la démangeaison , qui devenait par fois insupportable , M. de C*** n'éprouvait pas de grandes douleurs ; sa santé n'était pas défaite, ses fonctions digestives se maintenaient bonnes.

Du reste je dois dire , que c'était plutôt d'après les commémoratifs que je viens de rapporter, que sur l'aspect même de la dartre que notre diagnostic s'était fondé ; il n'existe pas, que je sache, de caractère tranché entre un eczéma vénérien et un eczéma simplement herpétique ; les éléments constitutifs de la syphilis et de la dartre se mêlent et se confondent, on le sait, quand la maladie est passée à l'état chronique.

Il fut conseillé à M. de C*** d'aller à Luchon, d'y prendre chaque jour un bain de Richard-Nouvelle, dont il augmenterait graduellement la température et la durée ; de boire chaque matin un, deux ou trois verres d'eau de la même source ; de prendre à midi et le soir une tasse de tisane de douce-amère édulcorée avec le sirop de pensée sauvage ; d'ajouter à la tisane du soir 25 centigrammes d'iodure de potassium, et d'augmenter, décigramme par décigramme, cette dose jusqu'à trois ou quatre grammes.

Le traitement devait être suspendu de temps en temps pour laisser se reposer les organes et pour les empêcher de s'habituer aux remèdes ; il devait être suspendu aussi devant des accidents fébriles intenses ou toute autre maladie intercurrente grave. Le régime devait être composé particulièrement de végétaux.

Ces prescriptions furent suivies de point en point par le malade, qui ne tarda pas à en ressentir les heureux effets ; après les premiers bains sulfureux la desquamation générale de la dartre se fit, le derme surexcité sécréta un ichor abondant et pendant quelques jours les bains émollients durent être substitués à l'eau minérale ; mais ces accidents inflammatoires s'apaisèrent peu à peu et le traitement actif put être repris et continué.

Au bout de la campagne, la dartre n'existait plus que sur le haut des cuisses, au périnée et autour du nombril.

M. de C*** passa l'hiver de 1847-1848 à Toulouse. Non seulement sa maladie tégumentaire ne reparut pas dans les parties du corps qu'elle avait occupées, mais ce qu'il en restait s'effaça degré par degré. La poitrine ne fut plus le siége d'aucune fluxion. Dès le mois de mai 1848, M. de C*** était de retour à Luchon ; il prit des bains Richard et des bains de la Reine ; il fit de longues courses et même des écarts de régime. La peau resta dans son état normal et la santé générale excellente. M. de C*** se trouvait définitivement guéri et sans danger d'une maladie qui avait empoisonné les plus belles années de sa vie.

J'ai revu, il y a trois mois, à Paris, M. de C*** ; la guérison ne s'est pas démentie.

III.

Ces quatre observations suffisent, je crois, pour prouver ce que j'ai avancé en commençant ce petit travail : que les eaux sulfureuses chaudes sont un puissant adjuvant dans le traitement de la syphilis constitutionnelle. Il paraîtra évident, pour peu qu'on veuille se rappeler ce qu'on vient de lire, que les malades dont j'ai raconté l'histoire n'auraient point été débarrassés de leur terrible maladie sans le secours des eaux minérales ; comme aussi il sera démontré que les eaux seules auraient été impuissantes pour amener une guérison. Les malades dont il s'agit ont, en effet, usé isolément et sans fruit, qu'on s'en souvienne, des antisyphilitiques ou des eaux thermales, et n'ont été guéris que lorsqu'ils ont employé simultanément ces deux puissants moyens thérapeutiques.

Cette conclusion, qui découle forcément, ce me semble, des faits que j'ai rapportés, ne contredit qu'en apparence la fameuse sentence de Bordeu, dont on a mal à propos étendu la portée et l'application ; le grand praticien qui proclamait l'inefficacité des eaux sulfureuses employées seules contre les blessures « où Mars et Vénus étaient de moitié » aurait célébré certainement leur puissance contre ces mêmes blessures, si de son temps comme dans le nôtre on avait eu l'idée de joindre au traitement par les eaux un traitement anti-vénérien.

Les cas analogues à ceux que je publie ne sont pas rares, mais ils sont peu connus de la généralité des médecins. Mon honorable ami, le docteur Amédée Fontan, qui exerce d'une manière si distinguée la médecine à Luchon, est riche d'observations de ce genre ; son opinion est faite depuis longtemps sur le point de doctrine que je viens confirmer aujourd'hui.

Mais comment les eaux thermales sulfureuses agissent-elles contre la syphilis invétérée? Ont-elles une vertu spécifique? Agissent-elles comme simple modificateur ? Avant de répondre à cette question, établissons quelques faits qui découlent de l'expérience.

1o L'action physiologique des eaux thermales est une action essentiellement stimulante, qui se manifeste après quelques jours de leur usage par une excitation de tout l'organisme ; toutes les fonctions de l'économie sont accélérées et particulièrement celles de dépuration ; la peau, les reins, le foie, l'intestin, l'organe pulmonaire, sont tour-à-tour impressionnés, et le degré de cette impression se juge ordinairement par l'augmentation dans les produits excrétés. C'est ce qu'on appelle vulgairement la période de la *pousse*.

Passé ce premier temps de mouvements brusques et d'oscillation dans les forces, l'excitation tend à se répartir d'une manière uniforme ; il s'établit une sorte de compensation entre les organes paresseux et les organes trop actifs ; les fonctions s'équilibrent dans les proportions qui leur sont assignées naturellement ;

D'où il résulte, comme principe d'application, qu'il est inutile, sinon dangereux, d'user des eaux quand on se porte bien ; qu'il faut s'en abstenir dans les maladies d'irritation et les réserver pour les maladies caractérisées par l'abaissement ou la perturbation des forces vitales.

2o La syphilis à l'état aigu est aggravée par l'usage des eaux sulfureuses chaudes ; elle en reçoit au contraire une influence salutaire dans ses phases tertiaire ou quaternaire.

La raison en est que la syphilis à son premier degré s'accompagne de phénomènes d'excitation, et que l'économie animale n'est pas encore affaiblie par le virus ou par le traitement employé pour le combattre, tandis que lorsqu'elle est devenue constitutionnelle, qu'elle se manifeste par des lésions à la peau, ou dans les os, la constitution du malade est détériorée et sans réaction vitale considérable.

Concluons : dans l'espèce qui nous occupe, les eaux sulfureuses agissent en tonifiant les organes ; en rétablissant leur jeu normal ; et non pas par une vertu spécifique que rien jusqu'ici n'a démontrée.

Elles aident à la guérison, elles ne guérissent pas.

Dans les cas suprêmes, où les forces ont disparu et où la maladie virulente existe encore, la vie du malade est compromise si l'on ne trouve pas le moyen de rétablir ses forces et en même temps de détruire le virus qui infecte son économie.

L'usage simultané des eaux et des anti-vénériens remplit admirablement ce but.

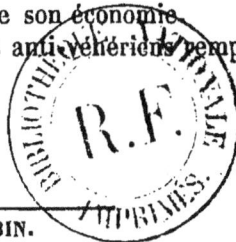

Toulouse, imprimerie de Ph. MONTAUBIN.

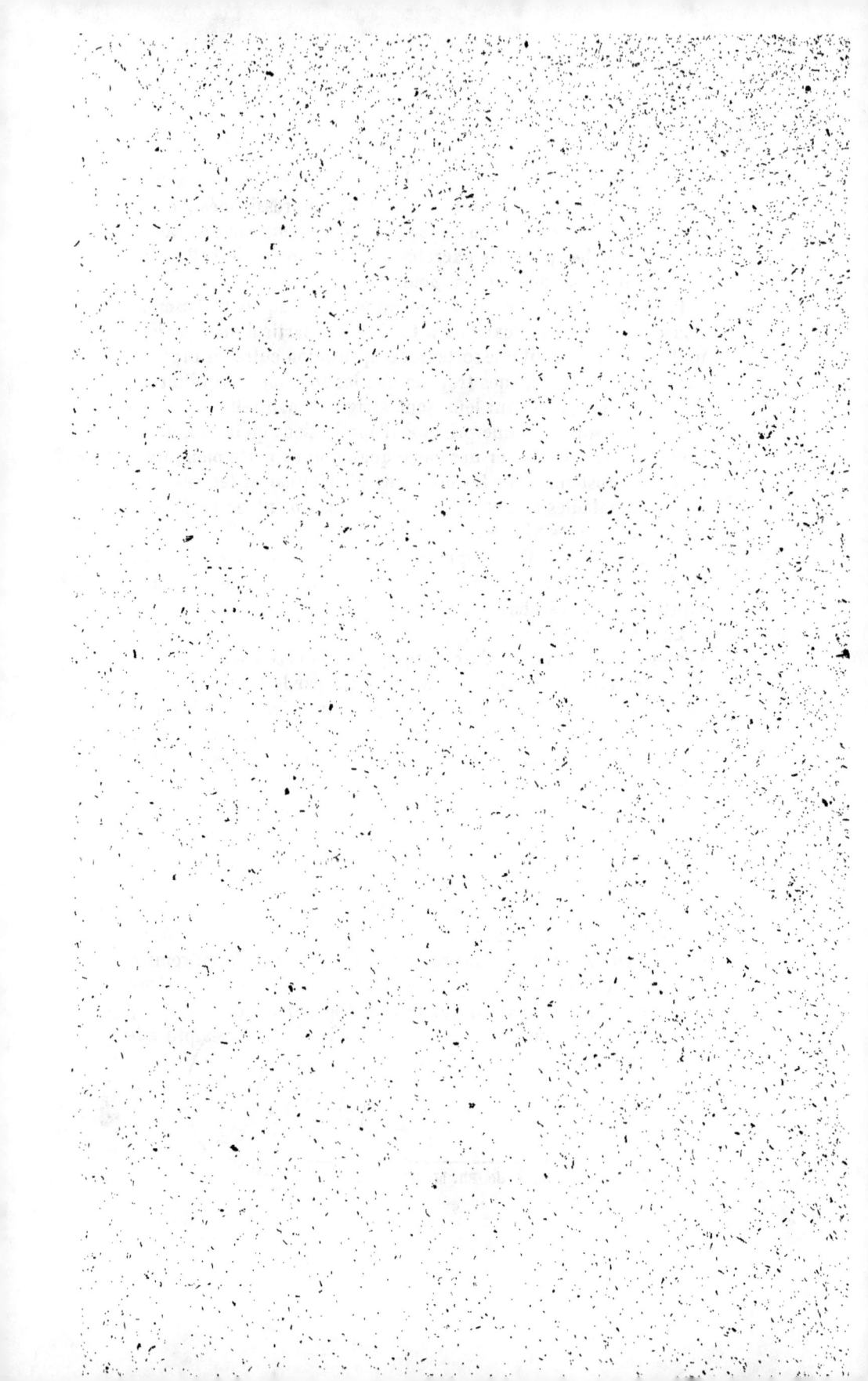

www.ingramcontent.com/pod-product-compliance
Lightning Source LLC
Chambersburg PA
CBHW050359210326
41520CB00020B/6382